UTILITÉ DES EAUX MINÉRALES TRANSPORTÉES

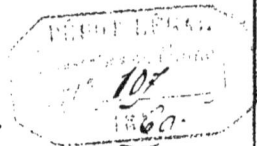

VICHY

(ALLIER)

SOURCES

HOPITAL, GRANDE-GRILLE, CÉLESTINS, HAUTERIVE,

MESDAMES & PUITS-CHOMEL

PAR

Le Dr A. COMANDRÉ

MÉDECIN AUX EAUX DE CAUTERETS (H^{tes}-PYRÉNÉES)

ANCIEN MÉDECIN DES ÉPIDÉMIES,

MEMBRE DE DIVERSES SOCIÉTÉS SAVANTES, ETC.

PARIS

J.-B. BAILLIÈRE ET FILS

LIBRAIRES DE L'ACADÉMIE IMPÉRIALE DE MÉDECINE

19, rue Hautefeuille, 19

—

1869

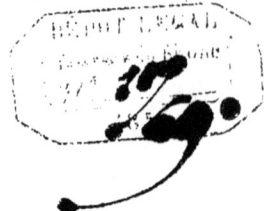

UTILITÉ DES EAUX MINÉRALES TRANSPORTÉES

VICHY

(ALLIER)

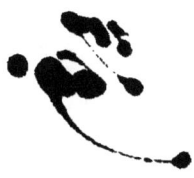

UTILITÉ DES EAUX MINÉRALES TRANSPORTÉES

VICHY

(ALLIER)

SOURCES

HOPITAL, GRANDE-GRILLE, CÉLESTINS, HAUTERIVE,
MESDAMES & PUITS-CHOMEL

PAR

Le Dr A. COMANDRÉ

MÉDECIN AUX EAUX DE CAUTERETS (Htes-PYRÉNÉES)

ANCIEN MÉDECIN DES ÉPIDÉMIES,

MEMBRE DE DIVERSES SOCIÉTÉS SAVANTES, ETC.

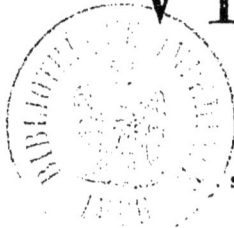

PARIS

J.-B. BAILLIÈRE ET FILS

LIBRAIRES DE L'ACADÉMIE IMPÉRIALE DE MÉDECINE

19, rue Hautefeuille, 19

1869

Imprimerie CAYER et Cᵉ, rue Saint-Ferréol, 57.

AVANT-PROPOS

Nous continuons notre œuvre sur l'utilité des Eaux minérales transportées.

Après avoir traité dans un précédent travail (1) des Eaux de Cauterets comme type des eaux *sulfurées sodiques*, nous abordons aujourd'hui Vichy, qui se recommandait à notre choix, parmi les eaux *bi-carbonatées sodiques*, autant par sa haute valeur thérapeutique que par la splendeur de ses installations balnéaires.

Toutefois, cette dernière considération serait de peu d'importance pour nous, qui voulons nous restreindre dans l'étude de l'eau minérale employée à domicile. Conséquemment, le lecteur ne sera point surpris que nous ne nous préoccupions point de la station elle-même et des divers modes sous lesquels l'eau minérale y est administrée, non plus que des résultats curatifs qui y sont obtenus ; mais l'importance que les Eaux de Vichy ont prise dans la médication hydro-minérale à domicile, importance de beaucoup supérieure à toute autre source de même nature, nous commandait le choix que nous en avons fait. Parmi ces nombreuses sources, nous nous sommes circonscrit dans l'examen de celles qui sont sous la surveillance spéciale de l'État. Leur

---

(1) *Utilité des Eaux minérales transportées.* — Cauterets, sources La Raillère. César et Mahourat. 1868. Broch. gr. in-8°.

groupe nous fournit toutes les variétés que présentent les divers griffons du bassin. En nous restreignant ainsi, nous évitons des répétitions inutiles.

Nous l'avons dit : nous désirons fonder cet ouvrage avec le concours de tous les praticiens, si c'est possible. Nous renouvelons donc l'appel que nous ne cessons de leur faire, en les invitant à nous transmettre soit les observations qu'ils pourraient recueillir dans leur pratique, soit l'opinion qu'ils se seront faite sur l'utilité réelle ou négative des diverses eaux transportées.

Ce n'est pas une œuvre définitive que nous offrons aujourd'hui. Nous n'ambitionnons rien tant que d'y apporter les changements que commanderont les nouvelles communications qui nous seront faites ; mais ce sera beaucoup si, d'ores et déjà, elle peut servir de guide aux praticiens qui n'ont pas été en position de faire des études spéciales sur les eaux minérales et qui désirent cependant utiliser une médication dont l'importance se révèle de plus en plus et que la mode ne cherche certes pas à amoindrir.

UTILITÉ DES EAUX MINÉRALES TRANSPORTÉES

VICHY

(ALLIER)

I

Importance de la médication par les eaux de Vichy transportées.

S'il est une station thermale qui ait prouvé, par expérience, la valeur réelle de la médication par les eaux minérales transportées, c'est assurément celle de Vichy. Quelle qu'ait pu être l'activité de la Compagnie qui exploite ces sources et l'étendue de la publicité qu'elle ait été et soit encore en mesure de faire, si une utilité réelle de la médication n'était venue soutenir son élan, on aurait depuis longtemps vu ce dernier se ralentir, s'arrêter, subissant ainsi le sort commun à tous ces remèdes, à toutes ces médications réputées souveraines, que l'on voit briller un jour et puis s'éteindre, dont il est même banal d'évoquer le souvenir.

D'ailleurs, les succès relatifs obtenus par des établissements thermaux, moins importants, qui ont marché sur les traces de cette grande initiative, établissent sans conteste la valeur réelle et l'utilité pratique de la médication hydro-minérale chez soi.

Mais jusqu'où s'étend cette valeur? Quelle est la limite de ce qu'on est en droit d'en attendre pour la cure des maladies? C'est là notre tâche et c'est dans ce but que nous écrivons.

S'il importe de propager une médication incontestablement la plus efficace dans le traitement des maladies chroniques, il importe aussi de prémunir contre des espérances par trop ambitieuses, mal fondées, qui pourraient conduire à des déceptions regrettables et éloigner à jamais les esprits judicieux d'une médication souveraine à laquelle nous les convions tous.

Examen des diverses sources transportées.

La première conditon avant de pouvoir songer à utiliser une eau minérale à domicile est de s'assurer de sa conservation.

Pour si ingénieux que soient les moyens de captage et d'embouttillage que l'on emploie, il est des eaux qui s'altèrent plus ou moins. Cela tient à leur composition chimique spéciale. Malgré cette faible altération, que certaines subissent, elles conservent des vertus qui en font encore un médicament effectif. Les Eaux de Vichy sont dans ce cas.

Il serait assurément fort intéressant de rechercher comment les eaux se minéralisent dans le sein de la terre avant d'arriver à leur point émergent : mais, outre que notre petit travail ne saurait renfermer dans son cadre une pareille étude, la question par elle-même n'intéresse pas assez la pratique pour que nous ayons à l'approfondir.

Disons en deux mots que, selon toute apparence, il existe à Vichy une nappe souterraine fournissant à toutes les sources. Cette nappe, très probablement, ne repose pas sur un même plan; mais, logée dans des anfractuosités de roches diverses et plus ou moins profondes de la couche solide du globe, elle envoie à la surface des griffons dont la température dépend de la profondeur du point de départ et de la ligne plus ou moins verticale de son parcours; tandis que sa minéralisation est solidaire des roches traversées (1).

Quoi qu'il en soit, voici un tableau synoptique donnant la composition des diverses sources de Vichy, telles que l'analyse chimique l'a révélée aux divers savants qui s'en sont occupés.

(1) Consulter sur cette question les ouvrages de MM. F. Bouquet, O. Henry, Durand Fardel, Barthez, Durand de Lunel, Daumas, Barbier et autres, qui ont écrit sur cette importante station.

	Gde-GRILLE	HOPITAL	HAUTERIVE	CÉLESTINS	MESDAMES	CHOMEL	PUITS-CARRÉ	PARC	LUCAS	LARDY
	O. Henry	O. Henry	Bouquet.	Longchamp	Bouquet	Longchamp	Longchamp	O. Henry	Longchamp	Lefort
Température.........	40°	gr.	gr.	15°	gr.	gr.	44°	gr.	gr.	gr.
Acide carbonique libre.	gr. 0.231	0.280	2.183	gr. 0.562	1.908	0.490	gr. 0.531	0.272	0.540	0.519
Bi-carbᵗᵉ de soude.....	4.900	5.150	4 687	5.324	4.016	4.981	4.981	4.840	5.086	4.464
— chaux..,...	0.107	0.661	0.432	0.640	0.604	0.342	0.342	0.094	0.500	0.640
— magnésie...,.	0. 65	0.330	0.504	0.072	0.425	0.086	0.086	0.057	0.097	0.084
			potasse 0.189		potasse 0.189					
— lith. et stront.	traces	traces						traces		indices
— fer, manganᵗᵉ	0 001	0.060	0.017	0.005	0.026	0.003	0.006	0.001	0.002	0 031
Sulfate de soude.......	0.469	0.502	0.291	0.275	0.250	0.472	0.472	0 410	0.393	0.173
— de potasse.. ...	0.020	0.040						0.004		0.078
Chlorure de sodium.,,.	0.538	0.460	0.534	0.579	0.355	0 570	0.570	0.500	0.546	0.667
— de potassium.	0.004	0.020						0.003		traces
				silice 0.113		silice 0 072	silice 0.072		silice 0.041	
Silicate de soude......	0.400	0.120	0.071		0 032			0.340		0.092
— d'alumine.:...	0.250	0.120						0.233 p. arsen. indices		0.017
Mat. organique azotéᵉ..	indices	indéterm.	traces		traces			indices		indices
	6.734	7.463	6.773	6.980	5.905	6.533	6.532	6.482	6.667	6 213

D'après ces mêmes chimistes, chacune de ces diverses sources perd une plus ou moins grande quantité d'acide carbonique. Cette perte, nous dit M. Bouquet, cité par M. Durand-Fardel, peu sensible pour les sources des *Célestins* et d'*Hauterive*, s'élèverait jusqu'à 18 pour cent pour la source *Lucas;* mais cette source est à peine employée.

L'altération des eaux minérales de Vichy n'est point absolue en aucun cas, ainsi que le prouve une expérience rapportée par M. Durand-Fardel (1) :

« Dix litres d'eau de la *Grande-Grille* ont été versés dans de
« grandes capsules de porcelaine, placées pendant quinze jours
« dans une pièce inhabitée, dont la température a varié, pendant
« ce temps, entre 5° et 15°.

« Cette eau avait perdu au bout de ce temps 53 pour 100 de son
« acide carbonique, perte à laquelle M. Bouquet attribue à peu
« près exclusivement la formation du précipité insoluble qui fut
« recueilli. En effet, la presque totalité de la chaux et les trois
« quarts de la magnésie s'étaient séparés à l'état de carbonates
« neutres et avec ces bases il s'était précipité un tiers de la silice.
« Une partie de la magnésie, une très petite quantité de chaux,
« la totalité des alcalis et de l'acide chlorhydrique, enfin presque
« tout l'acide sulfurique étaient restés en dissolution : mais la
« proportion de l'acide carbonique dissous était descendue de
« 4 gr. 418 à 2 gr. 083, et cette proportion étant de beaucoup in-
« férieure à celle qui est nécessaire pour constituer à l'état de
« bi-carbonates les bases alcalines et terreuses restées en disso-
« lution, par conséquent une partie des alcalis, potasse et soude,
« se trouvait dans la liqueur à l'état de carbonate neutre.....
« BOUQUET. »

Cette perte de la moitié des principes minéralisateurs n'implique pas l'inaction de ces eaux dans la cure des maladies. Ce n'est point, en effet, une altération de l'ensemble, mais une simple diminution dans la quantité de chacun des principes minéralisants. Or, comme l'action curative d'une eau minérale n'est point en raison directe de son intensité de minéralisation, on est en droit d'espérer des effets médicateurs d'une eau qui n'a perdu qu'une portion de la quantité de chacun des principes qui la constituent.

La nature nous montre des sources dont la minéralisation est

(1) Durand-Fardel, *Lettres sur Vichy,* XVIII.

très faible et dont la valeur thérapeutique est grande. Ems, Evian et bien d'autres sont dans ce cas. Dans ses écrits, le Dr Chabannes préfère dans les eaux de Vals les sources à minéralisation faible à celles qui sont plus chargées.

D'ailleurs, les eaux de Vichy, dans leur transport, sont loin de subir des altérations, disons mieux, des déperditions aussi considérables que celles qu'elles ont subies dans les expériences de M. Bouquet que nous venons de relater. Les perfections apportées dans le captage des sources, l'embouteillage, la surveillance permanente de ces opérations faite par un commissaire spécial du gouvernement, le millésime posé sur la capsule de chaque bouteille et dont s'affranchissent quelques sources au détriment de la santé publique, sont autant de conditions qui ne permettent pas une déperdition de plus de 5 à 10 pour cent.

Cette déperdition ne se fait pas dans la même proportion pour toutes les sources. M. Bouquet a constaté que les ferrugineuses perdaient instantanément à leur émergence, au premier contact de l'air atmosphérique, une partie de leur protoxyde de fer et de leur acide arsénique qui se précipitaient. Cette première déperdition effectuée, elles conservaient longtemps la partie restante de ces éléments. C'est ce qu'ont établi les analyses faites sur ces eaux après leur transport à Paris (Durand F.).

Pour connaître d'une manière précise la déperdition que chaque source subit, nous devrions, après le tableau des analyses que nous avons donné ci-dessus, qui est celui de l'eau prise au griffon, fournir un tableau d'analyse de ces mêmes eaux conservées en bouteilles pendant un même temps et dans des conditions identiques pour chacune. Ce travail n'a pas été fait que nous sachions. Cependant M. Bouquet, ayant dosé l'acide carbonique conservé par chacune d'elles et la conservation de leurs sels minéraux étant en raison directe de la présence de l'acide carbonique, on peut arriver encore à coordonner ces sources d'après leur moins de déperdition. D'après ces données, il faudrait nommer : 1° *Hauterive* ; 2° *Célestins* ; 3° *Grande-grille* ; 4° *Puits-carré* ; 5° *Hôpital* ; 6° *Lucas*.

Nous ne saurions taire ici une expérience importante faite et rapportée par feu le Dr Barbier (1) qui eut occasion de trouver à Lyon une caisse d'eau de Vichy (source Hauterive) oubliée dans

(1) *La vie ecclésiastique et les maisons religieuses au point de vue des maladies qu'on y observe, traitées par les eaux de Vichy.* 1868. Préliminaires, page XI.

une cave depuis plusieurs années. « Cette circonstance inatten-
« due, dit-il, me fit songer aux expériences de M. Scoutetten et
« au concours du galvanomètre. Avec cet instrument, je tentai
« sur l'eau de la source d'Hauterive les mêmes épreuves tentées
« par notre distingué confrère et dans les mêmes conditions.
« L'un des pôles de cet instrument plongeait dans l'eau miné-
« rale, l'autre était placé par son extrémité sous la langue de
« l'observateur. Dans cet état, aussitôt après l'immersion des
« deux mains dans cette même eau, nous observâmes une dévia-
« tion instantanée de l'aiguille qui oscilla d'abord de 40° à 50° et
« finalement se maintint à 44° sur l'échelle du galvanomètre. Ce
« résultat nous étonna d'autant plus qu'il s'agissait d'une eau
« minérale qui était conservée depuis trois mois et qui néan-
« moins possédait toute l'énergie d'action dont elle est suscep-
« tible. Il est vrai que l'eau soumise à l'expérience émane d'une
« des sources froides de Vichy, qu'elle renferme une proportion
« très notable de gaz acide carbonique (gram. 5,640$^{\text{m·m·}}$ tous élé-
« ments qui favorisent la conservation intacte de l'eau miné-
« rale. »

Sur la même eau prise au griffon, la déviation de l'aiguille
galvanométrique s'élève jusqu'à 60 ou 70°, ce qui nous autorise
parfaitement à conclure avec l'auteur: que si l'action curative
est proportionnelle à l'action électro-dynamique, l'eau minérale
transportée offre encore des ressources relativement très puissantes (1).

Ces inductions tirées de l'expérimentation électro-physiolo-
gique pure et de l'analyse chimique, sont corroborées par l'expérimentation clinique, ce *criterium* souverain de toute valeur
thérapeutique.

L'on s'est demandé si la thermalité d'une source à Vichy n'é-
tait pas une cause qui s'opposait à sa conservation. Nous ne le
pensons pas, malgré l'opinion contraire exprimée par certains
auteurs (M. Durand-Fardel). Les soins apportés dans le captage
obvient à l'inconvénient qu'offrirait la haute thermalité de la
source en favorisant le dégagement prompt de l'acide carbonique, dont la présence est si importante, comme nous l'avons
vu, pour empêcher la précipitation des sels constitutifs de l'eau

(1) En 1867, nous avons, à Nice, avec le Dr Proëll, fait sur diverses eaux
minérales transportées des expériences galvanométriques qui nous ont donné
des résultats analogues.

minérale. — Or, on peut dire : que le bouchage de la bouteille remplie est fait instantanément et que le refroidissement qui commence immédiatement retient dissous cet acide carbonique qui se forme à lui-même une atmosphère de pression proportionnelle à son dégagement. Il se fait entre le bouchon et la couche supérieure de l'eau ce que nous appellerons un vide (atmosphère d'acide carbonique) qui permet à domicile de rendre à l'eau sa température primitive au moyen du bain-marie, ainsi que nous l'avons exposé au sujet des eaux de Cauterets (1); point important que nous aurons à apprécier ci-après au sujet de la médication.

L'expédition de l'eau minérale des diverses sources de Vichy n'est pas le seul moyen employé pour transmettre à domicile les précieuses ressources de cette médication.

L'on a eu l'heureuse idée d'obtenir par l'évaporation de l'eau sous forme de cristaux les sels constitutifs de l'eau minérale. Ces sels précieux ont été, à bon droit, pour les sels de *bicarbonates de soude du commerce*, injustement nommés *sels de Vichy*, ce que les eaux minérales de Condillac, de Chateldon, de Quizac, de Saint-Galmier, de Vichy même, dites *eaux de table*, ont été pour ces exécrables produits des laboratoires, dits *eaux de Seltz artificielles*. Ils les ont complètement détrônés. Il ne serait pas plus rationnel, en effet, de vouloir remplacer les sels extraits des eaux de Vichy par les bi-carbonates de soude du commerce, qu'il ne l'a été de vouloir remplacer les eaux naturelles par ces préparations artificielles qui, grâce au ciel, ont fait leur temps.

Il est intéressant de savoir comment sont obtenus ces sels dans ces immenses laboratoires qui complètent le plus splendide des établissements thermaux. Laissons parler M. le Dr Casr Daumas.

On s'y prend de deux manières :

« La première consiste à rapprocher l'eau minérale jusqu'à 24°
« de l'aréomètre et à la conduire ensuite dans des cristallisoirs
« où on la laisse reposer. Les sels se déposent alors en cristaux
« prismatiques angulaires, dont le défaut capital est de ne conte-
« nir presque que du carbonate de soude. Les autres sels renfer-
« més dans les eaux de Vichy n'y subsistent que par interposi-
« tion dans la cristallisation. On obtient ainsi les sels dits pour
« *boissons.*

« La seconde manière est celle que l'établissement met en pra-

(1) *Utilité des Eaux minérales transportées.* — Cauterets, 1868.

« tique pour obtenir les sels dits pour *bains*, qu'il expédie en si
« grande quantité, soit en rouleaux, soit en flacons de grès. Ici,
« l'extraction se fait par *cristallisation confuse*. Le mot peint la
« chose et exprime la réunion plus complète des divers prin-
« cipes minéralisateurs des eaux. On rapproche les eaux miné-
« rales jusqu'à 34 de l'aréomètre, on ralentit le feu et la cristal-
« lisation s'opère ensuite naturellement dans le fond même du
« bain d'évaporation. Il est facile de juger que tous les sels con-
« tenus dans les eaux de Vichy, ainsi évaporées, se trouvent dès
« lors compris dans le résidu ; et si les cristaux obtenus sont
« moins brillants que ceux du pur carbonate de soude du com-
« merce, ils ont l'avantage singulier d'être l'expression aussi en-
« tière que possible de la minéralisation des eaux. Les consé-
« quences thérapeutiques qui découlent de ce résultat sont évi-
« dentes et se déduisent d'elles-mêmes.

« Les sels ainsi préparés, la Compagnie fermière les expédie
« pour bains ou les emploie à la fabrication des pastilles de
« Vichy..... »

Toutes ces opérations, faites sous le contrôle et la surveillance
de l'État, offrent ainsi une garantie souveraine contre toute
fraude.

Le chiffre d'extraction des eaux a été de 16,000 kilogrammes
en 1868. — C'est dire l'étendue qu'a prise leur usage.

C'est sous ces diverses formes que s'offre à domicile la substance des eaux minérales de Vichy et constitue dans leur ensemble une vraie matière médicale spéciale, dont nous avons
maintenant à étudier l'application.

I

Des divers modes d'emploi des eaux de Vichy
transportées.

Si l'on ne peut, à domicile, arriver à mettre en pratique tous
les modes d'emploi des eaux de Vichy utilisés à la station, l'on
peut en approcher beaucoup. Grâce à ces divers produits qu'une
Compagnie intelligente sait fabriquer, on peut étendre ce qui
s'est fait jusqu'à ce jour et arriver à compléter un traitement
auquel il ne manquera guère que le confort et l'agrément d'une

installation splendide, les charmes d'un séjour délicieux et aussi, il faut bien le dire, cette différence qui séparera toujours une eau minérale prise à son griffon d'avec elle-même prise à distance.

Boisson. — L'usage le plus commun de l'eau de Vichy est de la prendre en boisson.

On la trouve en bouteilles ou demi-bouteilles dans les divers dépôts d'eaux minérales et presque toutes les pharmacies. Dans certaines grandes villes, l'établissement thermal a développé la consommation sur place en envoyant l'eau dans des petits flacons bleuâtres pour préserver l'eau minérale de la lumière.

Les flacons, aussi soigneusement bouchés que les bouteilles elles-mêmes, que l'on sert élégamment dans des verres de même couleur ; aussi, un malade occupé peut-il faire un traitement tout en vaquant à ses affaires. Cette heureuse innovation, trop restreinte malheureusement, a été très accueillie par le public. Elle est parfaitement appropriée à notre époque où le temps est si précieux.

Les eaux de Vichy sont employées généralement à la dose de un verre, deux, quatre et six verres par jour. Cette dose ne saurait avoir rien de fixe et varie d'après chaque source et surtout d'après chaque personne qui doit en faire usage.

Ainsi, la source de l'Hôpital, un peu lourde à l'estomac, ne pourrait être prise en grande quantité comme celle d'Hauterive, qui peut, sans inconvénient, être acceptée comme eau de table.

On serait d'ailleurs dans l'erreur si l'on pensait que l'action utile des eaux de Vichy est proportionnelle à la dose que l'on en prend. Ce serait presque le contraire qu'il faut reconnaître. La première condition est de ne pas fatiguer l'estomac. Il faut savoir d'ailleurs que sa muqueuse est mieux modifiée par un contact plus souvent répété de l'eau minérale que par la quantité ingérée à la fois. Il se produit une action dynamique qui explique comment une minime quantité de substance renfermée dans une eau minérale guérit mieux une maladie donnée que des doses bien plus fortes prises dans les officines. — C'est d'ailleurs au médecin à tout modérer suivant la susceptibilité du malade.

Les sources les plus généralement employées sont : la *Grande-Grille* (42°) ; l'*Hôpital* (31°) ; les *Célestins* (14°) ; *Hauterive* (15°) ; *Mesdames* (16°) ; le *Puits-Chomel* (45°).

On peut rendre à chacune de ces eaux leur température primitive en les chauffant au bain-marie sans les déboucher. Nous avons plus haut exposé les raisons de ce fait qui a son importance, ainsi que nous le verrons en parlant des indications diverses de l'eau minérale.

Quelques personnes tentent de remplacer l'eau minérale naturelle par une boisson artificielle qui se compose avec les sels extraits des eaux de Vichy, et qui se vendent en flacons de grès ou en boîtes de 50 paquets. L'usage de ces sels ne peut exister qu'à l'Étranger, quand on ne peut se charger de bouteilles. L'eau minérale naturelle est toujours préférable.

INJECTIONS ET PETITES DOUCHES. — L'eau de Vichy, telle qu'elle est transportée en bouteilles pour la boisson, peut être utilisée en injections et en petites douches.

En injectians rectales et vaginales, surtout au moyen de l'appareil de M. le D' Salomon, nommé *chaise de toilette*, qui est bien l'appareil le plus ingénieux que nous connaissions pour permettre, à domicile, l'usage des eaux minérales sous cette forme. Au moyen de cet appareil, on peut, avec un demi-litre d'eau minérale, faire une injection continue pendant demi-heure et plus. Il est destiné à seconder considérablement et à étendre la médication hydro-minérale à domicile, en rendant extrêmement facile un mode d'application des plus précieux.

Les petits appareils de Luër, Sales Girons, Raynaud et autres pour la pulvérisation des eaux, peuvent servir à fournir des jets qui sont de véritables petites douches à diriger sur divers points du corps, spécialement sur les organes des sens. — Dans ces cas, l'eau doit être convenablement chauffée au bain-marie.

Du reste, à la Compagnie de Vichy, boulevard Montmartre, 22, à Paris, on trouve tous les appareils que nous indiquons. — Ces appareils s'expédient partout. Il y en a en caoutchouc d'un prix très minime.

BAINS. — Nous avons dit que les sels minéraux des eaux de Vichy en étaient extraits et livrés à l'exportation. C'est au moyen de ces sels que l'on peut composer à domicile un bain de Vichy.

Personne ne doute de l'efficacité bien constatée des bains pris à la station. Or, il est à savoir : que ces bains y sont composés avec moitié au moins d'eau douce. La présence de l'eau douce n'entrave donc pas l'action utile de l'eau minérale. Les principes minéraux de celle-ci, déjà dissous dans elle-même, s'étendent à l'eau douce qui lui est mélangée et la minéralisent:

Dans le bain à domicile, cette minéralisation de l'eau douce, au lieu de se faire par la voie d'une dissolution première dans la

moitié de la masse liquide, se fait directement sur la masse en-
tière. Le bain ainsi obtenu ne saurait être inactif, c'est d'ailleurs
ce que l'observation clinique a prouvé.

La dose pour un grand bain est de 250 grammes. Ces sels étant
très solubles, il serait superflu d'entrer dans les détails de préparation d'un bain.

Enfin, les principes salins des eaux de Vichy servent à la con-
fection de pastilles aromatisées ou non avec diverses essences.
On prépare même des chocolats, des tablettes de gomme, etc.,
toutes préparations aussi propres à flatter le goût qu'utiles pour
faire accepter par certaines constitutions plus ou moins délab-
brées, par certains estomacs trop impressionnables, ces substances qu'ils ne pourraient accepter sous la forme liquide.

Nous voyons donc que la médication à domicile par les eaux
de Vichy peut s'y faire à peu près sous toutes les formes sous lesquelles elle se présente à la station. Le praticien peut y instituer
une véritable médication en règle.

Reste à exposer les circonstances dans lesquelles ces divers
moyens doivent être appliqués. C'est ce que l'étude des indications et contre-indications nous apprendra.

III

Indications et contre-indications des eaux de Vichy transportées.

§ 1.

INDICATIONS TIRÉES DES CARACTÈRES GÉNÉRAUX DES MALADIES.

Toutes les eaux minérales, et celles de Vichy en particulier,
loin de s'éloigner de la loi commune, ont pour premier effet une
excitation générale de tous les systèmes de l'économie. Les médecins d'autrefois. Bordeu, Anglada et autres, l'exprimaient par
les mots : *remontement général*.

La pathologie générale doit toujours dominer la pathologie
spéciale dont elle est le véritable phare.

Les deux termes. l'un afférent au médicament, l'autre à la maladie, doivent être mis en rapport afin de voir qu'il n'y ait rien qui
s'oppose à l'établissement d'une corrélation aussi parfaite que
possible.

Or, l'excitation générale déterminée, de prime abord, par les

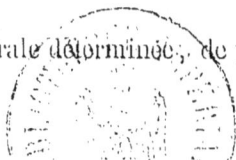

eaux minérales exclut naturellement toute mise en rapport avec un état pathologique qui se traduirait par excitation. Tout état pathologique s'accompagnant de réaction vive, de mouvement fébrile, doit être exclu du traitement par les eaux minérales de Vichy.

Voilà donc éliminées d'emblée toutes les maladies aiguës proprement dites. Restent seulement les maladies chroniques.

Nous n'avons pas ici à les définir, à les différencier. Notre cadre et notre sujet ne nous permettent point de parcourir ce vaste champ de la pathologie ; mais nous ne pouvons éviter d'en dire ce qui est indispensable à bien faire saisir les indications et contre-indications des eaux qui nous occupent.

Généralement, dans la pratique usuelle, on est porté à faire plus d'attention aux maladies aiguës qu'aux maladies chroniques. La lenteur d'évolution de ces dernières, la difficulté de leur traitement, l'impatience du malade et celle aussi du médecin font qu'on les abandonne souvent à elles-mêmes.

Cette négligence amène à les moins connaître et l'on tombe ainsi à leur égard dans ce cercle vicieux qui s'exprime par un doute sur l'utilité de l'intervention de l'art ; lequel doute est maintenu par le défaut même de cette intervention.

Or, lorsque, d'une part, nous voyons les doctrines médicales les plus contradictoires, après s'être (qu'on nous passe l'expression) livré bataille, conduire l'ancien praticien à s'en tenir souvent à la médecine expectante ; c'est-à-dire, s'en rapporter à la force médicatrice de la nature ; que d'autre part, on voit tous les ans des miracles (le mot n'est pas trop fort) se produire aux stations thermales sur les maladies chroniques ; n'est-on pas en droit de dire : l'intervention du médecin est plus importante dans les maladies chroniques que dans les maladies aiguës.

Cette force médicatrice ou réaction de l'organisme contre toute cause accidentelle de trouble, qui a été l'objet de tant de critiques et de tant d'éloges, s'exprime tous les jours, domine toutes les théories et tous les systèmes qu'on lui oppose ; elle se joue de tous les traitements qui ne veulent pas composer avec elle. C'est une force qui a ses lois. Ces lois sont aveugles, c'est-à-dire nécessaires.

Nécessité utile, nullement fatale ; cécité clairvoyante qui éclaire et dirige quand on consent à la suivre, qui trouble et entrave quand on veut la méconnaître.

L'étude de la cure naturelle des maladies est utile pour leur traitement, et la connaissance de la physiologie pathologique est plus importante au praticien que celle de tous les systèmes ou doctrines qui se sont tour à tour disputé l'empire de la médecine.

Eh bien! si cette réaction de l'organisme, si cette force médicatrice ne se fait pas attendre généralement dans les maladies aiguës, elle manque le plus souvent dans les maladies chroniques. L'organisme souffrant est, dans ce cas, privé de toute action curative. L'intervention devient indispensable.

Le mieux à faire est de réveiller cette force médicatrice. C'est ce que les eaux minérales sont très aptes à produire; elles sont le médicament le plus précieux entre les mains du praticien qui sait s'en servir.

L'usage des eaux minérales de Vichy est réclamé, en premier lieu, par ces états diathésiques, constitutionnels, cachectiques, termes auxquels on est obligé de revenir après les avoir vu proscrire par les doctrines anatomiques, localisatrices des maladies. Il faut y revenir, parce qu'ils expriment un fait indiscutable, qui frappe tout observateur.

Interrogez ce sujet. Il ne souffre précisément de rien, vous dira-t-il, mais il se sent faible. Cependant il est pâle, il maigrit, il perd le goût du travail et des affaires. Il n'y a pas jusqu'à son moral qui ne s'altère. Il est moins affectueux, moins sympathique. Son caractère s'assombrit. Cet état n'est point accompagné de fièvre le plus souvent: souvent aucun organe effecté n'explique ce trouble général. C'est là ce qu'on désigne, à juste titre par un état diathésique.

D'autres symptômes concomitants à ceux là ne tardent pas à se produire et à fixer sur la nature de la diathèse. Ce seront: une coloration jaune de la peau, de la diarrhée; l'historique du malade remémore d'anciens accès de fièvre intermittente (cachexie paludéenne). Ce seront: des douleurs ostéocopes, entéralgiques, quelques plaques jaunes cuivrées sur la peau (diathèse, cachexie syphlitique). Ce seront des souffrances épigastriques vagues, des retours nidoreux, acides, de la fatigue pendant les digestions; anxiétés, douleurs précordiales, s'irradiant ou correspondant dans le dos; il y aura eu autrefois chez le sujet ou chez ses ascendants des maladies de la peau, dartres, gale, etc. (diathèse herpétique).

Tous ces états morbides que l'on voit séjourner tant et plus dans les hôpitaux, y épuiser les données de la pharmacie ordinaire et, somme toute, être renvoyés en désespoir de cause; tous réclament l'usage des eaux minérales et, hâtons-nous de le dire, ils trouveront en elles soulagement et guérison.

Il est d'autres états qui ne sont pas précisément des maladies chroniques diathésiques, mais qui en revêtent tous les caractères. Ce sont ceux qui suivent les maladies aiguës graves. Ils simulent parfaitement les maladies chroniques.

A la suite des fièvres typhoïdes, des dothynentéries, des fièvres éruptives, rougeole, variole, des péritonites, des cystites, des métrites, les muqueuses qui tapissent les intestins et les diverses cavités abdominales restent pâles, molles, boursoufflées ; quelquefois le siége d'érosions d'ulcérations atoniques. Une diarrhée plus ou moins aqueuse, indolore ; des glaires dans les urines, traduisent ces divers états des membranes internes. Le pouls n'est plus fébrile ; c'est un véritable état passif. L'orage a cessé, mais les ravages sont là. Dans ces circonstances, aucune médication ne saurait le disputer à celle par les eaux minérales de Vichy. Le choix de telle ou telle source sera dirigé par la nature de l'organe affecté, le genre de l'affection, la constitution et le tempérament du sujet.

En résumé : si les eaux de Vichy ne peuvent convenir dans les maladies aiguës, nous pouvons affirmer que ce sont les meilleurs moyens, les seuls souverains dans le traitement des maladies chroniques et de celles qui revêtent leurs caractères.

Nous allons maintenant préciser, autant que possible, les sources qui doivent être préférées pour chacune d'elles.

§ 2.

INDICATIONS DES EAUX DE VICHY TRANSPORTÉES TIRÉES DE LA SPÉCIALITÉ DES MALADIES.

Les propriétés communes des eaux minérales s'étendent plus ou moins à tous les états morbides. Il pourrait, par ce fait même, sembler indifférent de faire un choix pour un cas donné ; mais, outre ces propriétés générales, chaque source offre des affinités pour tels ou tels organes, telles ou telles affections. C'est un fait établi par les observations quotidiennes.

Malgré que les définitions que nous allons faire n'aient rien d'absolu, puisque nous sommes dans le champ des sciences naturelles chez lesquelles les résultats sont toujours *contingents* et *non nécessaires* ; il ne faudrait pas que les cas contradictoires accidentels que cette contingence impose, et qui semblent venir infirmer notre dire, fussent un obstacle aux distinctions à établir.

L'appropriation des diverses sources de Vichy aux maladies, selon leur siége sur tels ou tels organes, est un fait vrai. Les doctrines médicales les plus subversives de cette opinion, qui ont successivement régné à Vichy, n'ont pu faire que les gastralgiques n'allassent boire à la source de l'*Hôpital*, les ictériques à la *Grande-Grille* et les diabétiques aux *Célestins*.

Cela dit, abordons les détails :

Indications des diverses Sources.

Source de l'Hôpital. — Cette source s'adresse plus particulièrement que toute autre, à deux états morbides, dont la fréquence semblerait leur valoir le triste privilége d'occuper à eux seuls la moitié de la pathologie des maladies chroniques. On les nomme *dyspepsie* et *gastralgie*.

Expression locale de bien de causes morbides différentes, on ne peut souvent leur reconnaître d'autres causes que leur caractère proprement essentiel. Ces deux états, souvent confondus, méritent une distinction que nous ne pouvons taire, à cause de son importance dans l'administration du traitement.

Un sujet éprouve du dégoût, de l'inappétence ; plus ou moins longtemps après son repas, sa langue est saburrale, il sent de la pesanteur à l'estomac, des éructations nidoreuses ou inodores, des baillements, du pyrosis, un brisement général, des troubles de la pensée, de la somnolence ; cet état dure en proportion du temps que met la digestion à se faire ; après quoi, le sujet reprend le plus souvent son état normal. Voilà le groupe de symptômes désignés par le nom de *dyspepsie*, composée de deux mots grecs *dûs* et *peptó*, *difficile coction*.

Un autre sujet ressent d'une manière continue, plus généralement après les repas, à des intervalles aussi plus ou moins éloignés, une douleur épigastrique qui varie dans sa forme, sa nature et son intensité. Tantôt une douleur sourde, continue, fait éprouver la sensation d'une ceinture de fer, correspond dans le dos, va en augmentant, et conduit jusqu'à la syncope. Tantôt une douleur vive, porte seulement sur un point plus restreint, s'irradie sur le sternum et s'élève jusqu'à l'intensité des coliques occasionnées par les calculs biliaires, déterminant quelquefois des vomissements, des sueurs générales et cède tout à coup ou peu à peu, en laissant le malade dans un état de faiblesse, mais avec une sensation de bien-être indicible ressentie par toute personne qui vient de subir une forte crise. C'est cet ensemble de symptômes qu'exprime le mot *gastralgie*.

Evidemment le symptôme douleur est le signe pathognomonique distinctif de ces deux gastropathies.

Voilà les deux états contre lesquels l'eau de l'*Hôpital* se montre souveraine. Mais comme il ne suffit pas de connaître le nom d'une maladie et celui d'un remède pour arriver à la cure de la première, mais qu'il faut savoir tenir compte de ses causes, de la constitution et du tempérament du sujet, entrons dans les détails indispensables pour bien faire saisir les indications spéciales.

Quand la dyspepsie et la gastralgie ne peuvent reconnaître d'autres causes aux troubles des fonctions digestives qu'une modalité du tissu de la muqueuse gastrique, ou qu'une sensibilité nerveuse acquise qui leur est propre, qu'on ne peut rattacher à rien autre, état que l'on résume par les mots: *idiopathiques*, *essentiels*, on peut compter sur l'efficacité des eaux de l'*Hôpital* et porter un pronostic favorable.

Il n'en est pas toujours ainsi: cet organe important, l'*estomac*, dont les troubles se font ressentir sur tous les membres, ce qui rend si vraie l'allégorie de la fable, est lui-même sous l'influence de tous les autres systèmes de l'économie. Dès qu'un accident quelconque survient, lésion traumatique, refroidissement, impression morale, joie, chagrin, etc.... n'est-il pas le premier à refuser ses fonctions? Des indigestions terribles sont la conséquence d'un repas pris avec un simple froid aux pieds, au moment d'une nouvelle pénible ou agréable qui survient?

Eh bien! cette solidarité physiologique entraîne aussi une solidarité pathologique, et il faut reconnaître qu'une dyspepsie ou une gastralgie ne pourra céder aux eaux de l'*Hôpital* que tout autant que les états morbides généraux qui les tiennent sous leur dépendance seront combattus, soit par les eaux de Vichy qui pourront leur être appropriées, soit par les moyens curatifs que pourra fournir la thérapeutique usuelle.

Le lecteur comprendra que nous ne pouvons ici passer en revue tous les états morbides pouvant entretenir des gastralgies ou des dyspepsies. Nous montrons le chemin à suivre, persuadés que la sagacité du praticien saura le conduire à bonne fin, une fois bien engagé dans la voie indiquée. Néanmoins, nous allons préciser les principales causes qui tiennent les gastralgies et dyspepsies sous leur dépendance, surtout celles qui peuvent trouver dans la médication hydro-minérale des moyens curatifs.

Immédiatement après le repas, les travaux d'esprit, de cabinet, les émotions vives des plaisirs ou des affaires, la nature du régime alimentaire, son changement, l'irrégularité dans les heures de l'alimentation, sont de ces causes hygiéniques auxquelles il faudra évidemment aviser, parce qu'elles peuvent, à elles seules, causer tous les troubles en question.

La chlorose, l'anémie, entraînent des gastralgies qui sont consécutives à la débilité subie par l'organisme, à l'état cachectique qu'elles déterminent. Dans ces conditions, les eaux de Vichy pourront agir de deux manières et favorablement par chaque voie : 1° En tonifiant l'organisme débilité au moyen des sources ferrugineuses de *Mesdames*, *Nouvelle* et *Célestins*, de *Cusset* ; 2° en combattant l'état passif de l'estomac par celle de l'*Hôpital* ou d'*Hauterive*.

Les leucorrhées abondantes qui auront produit des états dyspeptiques et le plus souvent gastralgiques, réclameront un traitement analogue. Il ne faudra point, dans ces circonstances, négliger l'usage des injections vaginales avec l'eau minérale des sources ferrugineuses que nous venons de nommer, au moyen de l'appareil du Dr Salomon, indiqué ci-dessus.

Les gastralgies ou dyspepsies sont-elles sous la dépendance d'un principe spécifique, tel que virus syphilitique, miasme paludéen, elles réclament, concurremment avec l'usage de l'eau de Vichy, un traitement approprié à la cause dominante et determinante. La syphilis exigera d'abord son traitement spécifique ; quant à l'impaludisme, il pourra trouver dans l'eau même de Vichy un curatif efficace.

Ainsi, par leurs vertus communes, par ces vertus reconstituantes de l'organisme entier, vertus appartenant à la généralité des sources, les eaux de Vichy peuvent combattre les causes premières des gastralgies, conduire à une guérison complète. Souvent ces causes premières ne seront pas accessibles par les eaux de Vichy et il y aura lieu à recourir à des eaux d'un autre ordre; aux sulfureuses, aux ferrugineuses proprement dites, même aux salines, aux iodurées. Souvent aussi ces mêmes causes premières voudront des traitements puisés dans la pharmacie usuelle. Nous n'avons pas à les rechercher ici. C'est l'affaire du médecin traitant.

Mais ce que nous devons bien exprimer et faire comprendre, c'est que, quelle que soit la cause du désordre stomacal, l'eau de Vichy et surtout l'eau de la source l'*Hôpital* aura un effet utile, en modifiant la vitalité de la muqueuse gastrique et sa sensibilité. Cet effet sera radical si la gastralgie et la dyspepsie sont essentielles au idiopathiques ; il sera plus ou moins utile selon la cause génératrice de ces dernieres.

Inutile de dire qu'il n'y a rien à espérer de l'usage des eaux dans les cancers de l'estomac et autres dégénérescences organiques.

Enfin, certaines souffrances intestinales, connues sous les déno-
minations de flatulances, sensibilité des régions des hypocondres,
ballonnement habituel ; certaines constipations et diarrhées, lorsque ces dernières sont plutôt glaireuses que séreuses et trahissent
un catarrhe intestinal ; des *pneumatoses*, trouveront encore dans
l'eau de l'*Hôpital* un très-puissant moyen, à la condition toujours
de bien rechercher et tenir compte des causes qui peuvent tenir
ces affections sous leur dépendance.

Source Grande-Grille. — L'eau de la source *Grande-Grille* est
plus excitante que celle de la source *Hôpital* dont nous venons de
parler. Le transport, en lui enlevant sa température d'abord, la
prive d'une partie de cette action et fait qu'à domicile, on peut
l'employer à assez forte dose. Elle se rapproche dans ces conditions de celle de l'*Hôpital.* Tel estomac qui ne pourrait la tolérer
au griffon, s'en accommode très-bien à distance.

Cette source est généralement employée contre les maladies du
foie et de la rate, les engorgements de ces deux viscères et dans les
épanchements péritoneaux consécutifs ; coliques, hépatiques, calculs biliaires. Tâchons d'exposer clairement les indications que ces
états morbides peuvent fournir, autant pour utiliser les bons
effets de cette source que pour se mettre à l'abri des déceptions
nombreuses qui ne feraient pas défaut à une confiance aveugle.

Nous devons ici, comme pour les maladies de l'estomac, éli-
miner d'emblée toutes les lésions organiques profondes telles que
cirrhose, hydatides, tubercules, et ces ascites énormes qui en sont
la conséquence. Les eaux ne seraient pas plus efficaces que tout
autre traitement même pour constater certains symptômes de ces
états. Au contraire, il arriverait ce que l'on ne voit que trop souvent avec les eaux sulfureuses dans le traitement des maladies
trop avancées des organes respiratoires, la terminaison fatale en
serait accélérée.

Mais heureusement toutes les maladies du foie et de la rate ne
se présentent pas avec un caractère aussi fatal.

Il est des engorgements spléniques et hépatiques qui sont dus
à d'anciennes fièvres paludéennes. Le foie lui-même peut subir
seul cet état d'engorgement à la suite d'anciennes gastralgies ou
dyspepsies, par le passage à l'état chronique d'une hépatite aiguë.
La texture de cet organe n'est point dégénérée, mais son tissu
essentiellement spongieux, sa trame celluleuse si abondante et si
élastique, se prêtent à une distention considérable que favorise si
bien la double circulation qui lui est propre.

Le sang, on le sait, a à traverser cet organe pour y fournir les éléments de sécrétion de cette glande, ou y subir lui-même les modifications que la physiologie démontre. Il est facile de concevoir que son altération par un principe morbide constitutionnel (herpétisme), ou accidentel (répercussion d'une transpiration cutanée, causes diverses des inflammations des parenchimes, miasmes paludéens, etc.), y rend le travail plus difficile, et le séjour des liquides plus long. Les capillaires se distendent au détriment du tissu cellulaire, dans lequel ils sont noyés, l'engorgement se fait, le foie prend du volume. C'est contre ces états que les eaux de la *Grande-Grille*, prises à assez haute dose (de 3 à 6 verres par jour), se montreront souveraines.

Nous ne chercherons pas à expliquer comment le fait s'accomplit, nous ne pourrions qu'employer de ces expressions presque banales de liquéfaction, de dissolution des humeurs, qui disent tout et n'expliquent rien ; mais nous ferons remarquer avec M. Durand-Fardel, que le foie reçoit de première main l'action de l'eau ingérée dans l'estomac par la voie des vaisseaux absorbants, etc. Nous dirons surtout nous-même que, très-probablement, il se passe ici ce que nous voyons toujours advenir sous l'influence des eaux minérales, à savoir: que la force médicatrice est éveillée et qu'une réaction se produit contre un état anatomique, dont la réparation n'est pas insurmontable. Qui pourrait suivre ces modifications intimes qui s'opèrent dans la trame des tissus?...

L'ictère, même l'ictère noir, lorsqu'il est apyrétique et nullement symptomatique d'une dégénérescence organique, cède aussi aux eaux de Vichy.

Les calculs biliaires, les coliques hépatiques qui en sont la conséquence, sont combattus efficacement par ces même eaux.

Toutes les coliques hépatiques ne sont pas dues à des calculs biliaires. La constatation de ces derniers est souvent fort difficile parce qu'ils peuvent séjourner longtemps dans les intestins. D'autre part, certaines souffrances gastralgiques peuvent en imposer pour des coliques hépatiques. Heureusement que la précision du diagnostic n'est pas indispensable pour déterminer à administrer l'eau minérale, toujours propre à ces divers cas.

Quant aux calculs biliaires eux mêmes : sont-ils attaqués directement par les eaux et dissous? C'est une question surtout en présence de ce fait : « Que les eaux de Vichy, dit, M. Durand-« Fardel, ne sont pas moins salutaires dans le traitement des concrétions de cholestérine que dans celui des concrétions de « matière colorante, bien qu'on ne puisse leur attribuer sur les « premières aucune action chimique. »

L'observation fait voir que, sous l'action des eaux, les calculs sont expulsés avec ou sans douleur. Cette expulsion a lieu très probablement par l'accélération que les eaux minérales, réveillant l'activité des sécrétions du foie, apportent au cours de la bile ; probablement aussi par une modification apportée dans la bile elle-même, modification qui n'est pas absolument un fait d'action chimique pure (DURAND-FARDEL).

Sources Célestins et *Hauterive.* — Il n'est pas d'affection morbide qui ait donné lieu à une polémique aussi acerbe et aussi radicale que la goutte, quant à son traitement par les eaux de Vichy.

Le lecteur qui suit attentivement cette lutte médicale ne tarde pas à reconnaître que : d'une part, le peu de connaissance que nous avons sur la nature de cette maladie ; d'autre part, l'impossibilité où l'on est d'expliquer comment les eaux de Vichy se comportent pour la combattre, ont favorisé pleinement des sentiments de rivalité personnelle et porté, dans un camp, à donner cette eau à profusion : tandis que, dans l'autre, on criait gare aux goutteux qui osaient en boire.

Les idées iatro-chimiques sur la destruction des acides supposés en excès dans l'économie des goutteux et qui devaient être annulés par les alcalis de l'eau minérale, portaient les premiers à la prescrire à doses énormes, tandis que les accidents regrettables que ces mêmes excès déterminaient retombaient, aux yeux des seconds, sur le remède lui-même. Celui-ci ne méritait ni tant d'enthousiasme, ni tant de discrédit.

N'entrons pas plus avant dans une discussion qui ne convient ni à notre cadre, ni à la nature de ce travail purement pratique.

Exposons comment on peut expliquer les effets utiles de la médication.

Nous retrouvons dans les écrits de M. Durand-Fardel les idées qui depuis trente ans nous servent de guide dans la pratique. Il nous sera permis, à propos de celle-ci, de citer un de ces clients, exceptionnellement chers, qui depuis plus de cinquante ans est sujet à la goutte et dont nous avons dirigé le traitement d'après ces mêmes idées. Ce goutteux, c'est notre père, âgé de 98 ans, sans autres infirmités que ces accès qui arrivent à intervalles assez éloignés.

Nous dirons donc avec M. Durand-Fardel et autres que si la goutte était due à l'acidité des humeurs, elle devrait toujours guérir par la saturation de celle-ci au moyen de l'eau alcaline. Or, cela n'est point.

Mais si l'acidité du sang et surtout des urines, établie par les sables d'acide urique qu'on y trouve, ne sont pas la goutte, cette acidité précède souvent et coïncide toujours plus ou moins avec les accès de goutte. C'est un élément morbide qui complique tout au moins l'état goutteux, si même il n'en est une des plus puissantes causes. — Les eaux de Vichy, par leur principe alcalin, combattront ces formations pierreuses tant en les diminuant, qu'en s'opposant à leur formation; ce ne sera pas peu déjà que d'avoir enlevé cet élément morbide.

Notons bien que les personnes généralement atteintes de la goutte sont celles qui se nourrissent avec des substances succulentes, fortement azotées; qui font peu d'exercice, restent sédentaires dans des milieux souvent vicieusement aérés où l'oxigène est rare; chez lesquelles les fonctions digestives, cutanées et urinaires s'exercent mal.

Or, il est acquis à la physiologie que l'oxigène est indispensable dans notre économie pour l'accomplissement de la nutrition, consistant dans une assimilation et une élimination continues des divers éléments qui constituent la trame de nos tissus et qui se résument en carbone, azote et hydrogène. Le manque d'oxygène dans l'économie est assurément une grande cause de maladie. C'est ce qui se passe chez les goutteux. L'observation vulgaire avait précédé l'explication scientifique fournie par la chimie.

Les eaux de Vichy sont souveraines pour régulariser les fonctions digestives, cutanées et urinaires ; activer la nutrition proprement dite qui n'est que l'agrégation et la désagrégation des éléments de nos tissus. — Il est facile de comprendre comment, par une voie indirecte, elles parviennent à guérir la goutte. Combien de médications n'agissent pas autrement !....

Ainsi le praticien pourra retirer de l'eau de Vichy (source des *Célestins*) les avantages qu'offre généralement un bon médicament. Dans ce traitement de la goutte à domicile, si l'on a recours aux bains préparés avec les sels, il faudrait le faire avec la plus grande circonspection.

Ce traitement, comme tous les autres, devra être aidé de tous les moyens hygiéniques propres à en seconder les bons effets tels que régime, exercices au grand air, voyages, etc., etc.

Le *diabète* est encore une maladie contre laquelle les eaux de Vichy sont le plus efficace moyen.

Cette redoutable affection, bien plus fatale que la précédente, dérobe encore à notre esprit les causes qui président à ses effets symptomatiques dont l'étude ne suffit pas à les dévoiler.

Les savantes recherches de MM. Bouchardat, Mialhe et Bernard surtout, ont assurément fait avancer grandement la question; mais malgré les brillantes et séduisantes théories qui sont sorties de ces intelligences ingénieuses, on n'est point arrivé à une solution radicale.

Il faut reconnaître néanmoins que M. Cl. Bernard, en établissant par des expériences aussi précises qu'ingénieuses, que le foie est un organe glucosigène, a jeté un grand jour sur cette question et facilité grandement l'explication de l'action des eaux de Vichy.

D'autre part, si la théorie chimique de la destruction du sucre par les alcalis n'est pas admissible, on ne saurait méconnaître l'action élective des eaux de Vichy sur le foie et ses sécrétions. C'est assurément dans cet organe que s'opère l'action salutaire des eaux en question, que s'exerce leur spécificité bien établie par l'observation clinique contre cette opiniâtre maladie.

Vainement attribuerait-on l'amélioration obtenue aux propriétés excitantes que ces eaux possèdent et à l'action sur la peau, les sécrétions et les fonctions en général qui en résultent. Si cette excitation était leur mode spécial d'action, on devrait obtenir les mêmes résultats avec d'autres sources qui ont aussi les mêmes propriétés excitantes générales, ce qui n'est pas.

Nous en sommes réduits encore à donner la meilleure définition du diabète en fournissant le tableau de ses symptômes. Ainsi glucosurie, débilité générale, même engourdissement des membres inférieurs, diminution de l'aptitude intellectuelle, soif ardente, haleine fétide, sécheresse de la peau qui devient rugueuse. Parmi tous ces symptômes, c'est la glucosurie qui est le symptôme pathognomonique.

C'est sur lui aussi que l'action de l'eau de Vichy s'exprime le mieux. — Généralement, la diminution dans la quantité de sucre dans les urines est suivie de l'amendement de tous les autres symptômes, surtout de celui de la soif et de la sécheresse de la bouche. La fétidité de l'haleine persiste souvent. Cependant le malade tend à revenir à la santé; mais le moindre écart de régime suffit pour ramener le sucre dans l'urine et avec lui tous les autres symptômes qui ne traduisent que trop la déperdition qu'éprouve l'organisme par la fabrication de ce sucre, paraissant absorber en lui tous les éléments plastiques de la nutrition. Aussi, le praticien ne devra pas perdre un instant de vue l'usage des autres moyens thérapeutiques et hygiéniques qui secondent l'effet utile des eaux minérales en question.

L'albuminurie se présente aux eaux de Vichy dans les mêmes

conditions à peu près que les précédentes, le diabète et la goutte. Sa cause, indéterminée encore, conduit à combattre les symptômes. Ces symptômes, outre l'albumine qui se montre dans les urines, se traduisent, comme dans le diabète, par de la faiblesse générale, des troubles digestifs et un état de dépérissement qui va croissant.

Les eaux de Vichy, spécialement celle de la source des *Célestins*, à cause de leur excitation vive, mais aussi souvent celles de *Mesdames* et de *Lardy*, à cause du fer qu'elles renferment, agissent par voie indirecte en stimulant la muqueuse intestinale, l'assimilation dans les actes de nutrition, les diverses sécrétions, même l'innervation. Elles se mettent en première ligne des moyens de traitement auxquels on a recours.

Source Mesdames. — On ne saurait méconnaître que ce soit au fer que cette source contient qu'est due son efficacité contre les états chlorotiques, les leucorrhées, les états adynamiques.

Lorsque l'on voit ces eaux, qui ne contiennent que 0,017 milligrammes de fer par litre, mieux triompher d'un état chlorotique que ne le font plusieurs grammes de fer réduit ou toute autre préparation officinale usuelle de cette substance, n'est-on pas obligé de reconnaitre que les éléments minéraux qui sont dans une eau minérale y sont dans des conditions d'électricité, de magnétisme, de dynamisme enfin. Que si ces forces qui les animent ne se montrent pas dans les alambics des laboratoires, elles se révèlent de la façon la plus franche dans notre organisme ?... C'est ce dernier point qui importe au médecin. Il peut être convaincu que le traitement d'une chlorose, d'un état anémique constitutionnel ou venu à la suite de maladies aiguës, ainsi que tout le cortège des souffrances spéciales de certains organes qui les accompagnent, seront autrement et plus efficacement combattus par les eaux de *Mesdames* que par toute préparation pharmaceutique.

Par la boisson de ces eaux, la constitution générale sera réconfortée ; par les injections vaginales, les flueurs blanches disparaîtront et les malades seront à l'abri de ces constipations fatigantes qui forcent à suspendre presque toujours les préparations martiales artificielles.

Source Puits-Chomel. — Les eaux de cette source ont paru avoir une certaine action sur les organes respiratoires. Ce fait incontestable à la station se produit-il avec l'eau transportée ? — Il y aurait lieu à s'en convaincre. — Nous recommanderions dans ce cas d'avoir soin de les ramener à leur première température

45°', en les chauffant au bain-marie au moment de les employer.
On peut sagement les préférer aux autres sources de Vichy lorsque le sujet à traiter présente ces symptômes thoraciques dont
nous parlons.

IV

Incidents. — Fièvre thermale.

Après avoir recommandé la médication par les eaux de Vichy,
nous ne devons pas taire les accidents qui peuvent survenir. Il
importe que les médecins et les malades en aient connaissance,
afin que l'on ne rejette point sur le remède ce qui n'est que le
fait d'une administration intempestive.

Ce n'est pas sans s'exposer à des effets nuisibles que l'on peut
se permettre d'user des eaux minérales de Vichy sans règle et sans
modération. Les médecins qui exercent auprès de cette station,
MM. Collongues, Nicolas, Durand-Fardel et autres, n'ont point
négligé de faire mention dans leurs écrits de la prudence qu'il
fallait apporter dans l'usage de ces eaux minérales.

M. le Dr Durand (de Lunel) a publié, en 1864, un travail spécial sur les *incidents* du traitement thermo-minéral dans lequel
sont décrits et parfaitement interprétés les symptômes pathogénétiques que l'abus des eaux de Vichy ont déterminés, en 1863,
dans le service de l'hôpital militaire qu'il dirige.

D'après un relevé statistique, il résulte que les succès du traitement ont été deux fois plus nombreux lorsqu'il n'est pas survenu
des accidents pathogénétiques. Il y a donc lieu à éviter soigneusement les fièvres thermales.

Il est évident que ces accidents doivent être infiniment plus
rares dans la médication à domicile, et soit dit en passant, ce n'est
peut-être pas un des moindres avantages de cette dernière.

Ces avantages lui viennent :

1° Du moins d'activité des eaux transportées ;

2° Du moins de précipitation mise dans leur usage.

Aucun n'ignore que le plus grand nombre de malades qui
vont à Vichy, voulant faire économie du temps de leur séjour,
sont fatalement portés à s'administrer, dans un temps donné, des
quantités d'eau minérale qui exigeraient deux fois plus de durée
dans leur administration. De là des fièvres thermo-minérales qui
éclatent immédiatement ou dont le germe emporté par les malades s'évolue un ou deux mois après. Ces dernières ne sont pas
les moins sévères.

Ces fièvres thermales établissent, sans conteste, que les eaux minérales administrées sans mesure, produisent des accidents fâcheux par eux-mêmes et fâcheux surtout par l'entrave qu'ils apportent à l'action curative. Il importe donc de ne faire usage des eaux de Vichy qu'avec discernement et avec la prudence que commandent tous les remèdes efficaces.

Toutefois, les accidents produits par les eaux transportées sont infiniment plus rares qu'à la station; que certaines sources de Vichy conviennent au régime de la plupart et peuvent être acceptées comme eaux de table. — Il sera toujours facile au médecin de voir les circonstances dans lesquelles cet usage quotidien pourra faire partie de l'hygiène.

Prophylaxie.

Est-il vrai que les eaux de Vichy puissent s'opposer au développement de certaines maladies?

« Les eaux minérales, a dit Bordeu, ne font jamais autant de « bien que quand on n'en a pas besoin. »

Ces paroles, simples en apparence, sont pleines de fonds philosophique: car elles expriment une des plus grandes vérités de la thérapeutique hydro-minérale. Quoiqu'elles aient été prononcées au sujet des eaux sulfureuses, elles peuvent s'appliquer avec la même justesse aux eaux sodiques de Vichy.

S'il est vrai, comme nous l'avons vu ci-devant, que dans les périodes ultimes des maladies, lorsque le malade, dépassant la cachexie, aborde le marasme, les eaux minérales précipitent le dénouement fatal: il est encore plus vrai qu'à leur début, lorsque la constitution commence à s'altérer, que le sujet laisse lire sur son habitus général cet état qui n'est plus la santé sans être encore la maladie, elles enrayent le mal, détruisent à tout jamais un germe contre lequel elles auraient eu peine à lutter s'il avait commencé à s'évoluer.

C'est dans ces circonstances surtout que les eaux transportées nous paraissent précieuses. Elles vont au-devant des besoins des états morbides. Le sujet, malgré les conseils prévoyants des hommes de l'art, ne consent guère à s'astreindre aux contrariétés de diverse nature que des voyages et des séjours aux eaux suscitent à chacun d'une façon ou d'autre. Il y consent d'autant moins qu'il est moins malade. Sans déplacement, sans frais, sans suspension des affaires, il peut chez lui enrayer à jamais des évolutions morbides trop souvent incurables plus tard.

Ce jeune homme vient de subir une fièvre typhoïde, une scarlatine, une fièvre grave quelconque. Tout état fébrile a cessé, mais la santé manque ; la convalescence ne marche pas. Une bonne alimentation est mal digérée ; le bon vin et les toniques irritent les entrailles ; les eaux d'*Hauterive* administrées rendent les digestions faciles et la convalescence reprend.

Celui-ci, à la suite des mêmes crises morbides, ne voit pas revenir la santé. Il s'alimente bien, les digestions se font à souhait ; mais le médecin soupçonne et découvre du sucre ou de l'albumine dans les urines, l'eau des *Célestins* vient éteindre dans son germe une maladie secondaire plus fatale que la première qui l'a engendrée.

Cette jeune fille approche de la puberté et tous les caractères de chloro-anémie prennent la place de ces fleurs de santé qui doivent être l'apanage de cet âge. Les préparations pharmaceutiques de fer fatiguent l'estomac et les entrailles ; les eaux de la source *Mesdames* établissent les fonctions menstruelles attardées et donnent la vigueur et le coloris du visage.

Est-il besoin de citer toutes les circonstances où les eaux des diverses sources de Vichy préviendront des maladies graves, les étoufferont dans leur germe, feront obstacle à cette pente insensible ou se laissent aller les constitutions avant que les diathèses ne s'expriment?

Tout praticien judicieux appréciera facilement toutes ces diverses indications et il peut être certain de trouver dans les eaux qui nous occupent des vertus préventives plus étendues, plus puissantes encore que leurs vertus curatives.

C'est surtout dans les régions où sont les stations hivernales que la médication hydro-minérale devrait être mise en usage. C'est là où s'agglomèrent, avec juste raison, pendant le règne des frimas, les constitutions débilitées par des maladies aiguës éteintes, par des maladies chroniques plus ou moins évoluées ou étant sous l'influence de diathèses qui les précèdent.

Pourquoi, pendant ces longs séjours, alors que généralement la médication se réduit à des soins hygiéniques puisés surtout dans les milieux où l'on est, ne pas adjoindre au régime les eaux minérales qui, dans des mains intelligentes, se prêteront à être tour à tour des médicaments curatifs ou préventifs, des moyens hygiéniques aussi agréables qu'utiles?

Nous soumettons ces réflexions aux médecins qui pratiquent dans ces climats privilégiés.

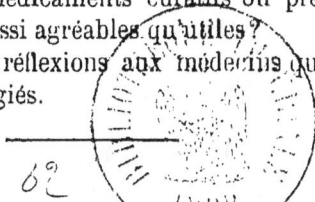

Docteur A. COMANDRÉ

ÉTUDES

SUR LES

EAUX MINÉRALES DE CAUTERETS

(HAUTES-PYRÉNÉES)

Utilité des Eaux Minérales transportées

CAUTERETS (Eaux sulfurées - sodiques).

LE SUD MÉDICAL

PUBLIÉ

Par les Médecins du Dispensaire Central de Marseille

Et paraissant 2 fois par mois, format in-8°, 20 pages d'impression.

Abonnement : 3 francs par an.

Le SUD MÉDICAL donne une Chronique des Eaux minérales.

www.ingramcontent.com/pod-product-compliance
Lightning Source LLC
Chambersburg PA
CBHW070720210326
41520CB00016B/4414